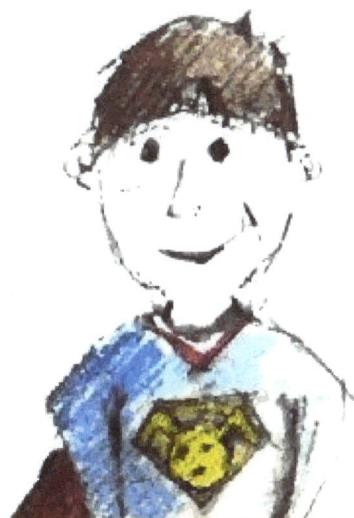

O que é Câncer? Um Livro para Crianças

Carolina Schmidt

Ilustrações: Bruno Calmon

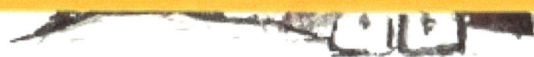

Texto: Carolina Schmidt

Ilustrações: Bruno Calmon

Diagramação: Carolina Schmidt

Capa: Carolina Schmidt, ilustração por Bruno Calmon

Revisão da Língua Portuguesa: Carolina Schmidt

Dados Internacionais de Catalogação na Publicação (CIP)
_____

Schmidt, Carolina, 1988.
    O que é Câncer? Um Livro para Crianças / Carolina Schmidt;
Ilustrações Bruno Calmon. - Curitiba: Carolina Schmidt, 2015.

ISBN 978-85-920627-0-5

    1. Literatura infantil.
I. Título II. Câncer III Schmidt, Carolina IV Calmon, Bruno.

                                           CDD: 028.5
_____
1ª edição, 2016.

Que tudo passe, passe bem.

Que o desconhecido vá embora,

como num trem.

O que desconhecia agora conheço,

sem demora,

um novo começo.

(Carolina Schmidt)

Grande parte de nós, crianças, tem contato com alguém que tem câncer, um parente, ou um amigo, muitas crianças também têm essa doença.

Se em algum momento nós ouvíssemos algum adulto falando sobre esta doença, já começariam os cochichos entre eles; os adultos adoram achar que nós crianças, não entendemos as coisas, não sabemos lidar com elas, quando na verdade, quem não as sabe são eles.

Os adultos precisam ficar horas e horas falando sobre isto e enchendo de perguntas para os outros adultos, que muitas vezes sabem menos do que o adulto que perguntou.

As crianças sim entendem as coisas. Mas muitas vezes não ficam sabendo nadinha de nada sobre elas, porque só ouvem em meio aos cochichos a palavra: Câncer. Ninguém explica.

O que é esta doença? Por que os adultos só falam sobre isso? Por que não me falam nada a respeito?

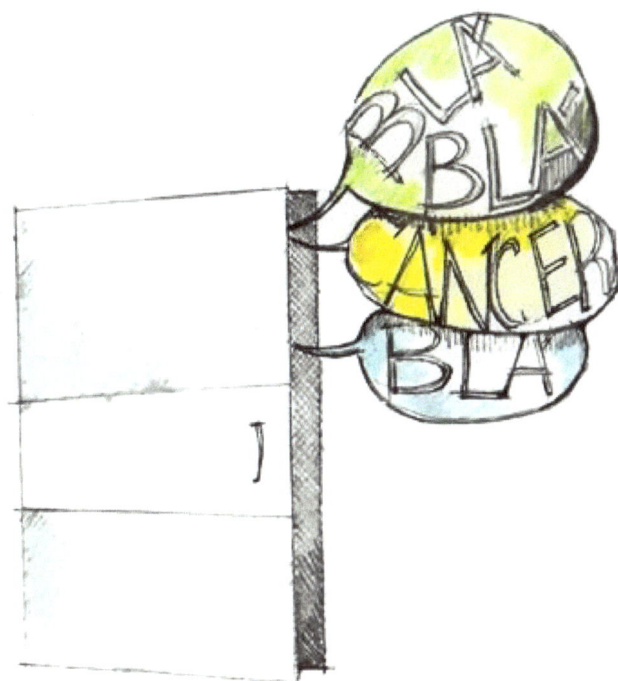

Um dia, eu descobri todas estas respostas, pois passei muito mal em casa, então meus pais me levaram ao hospital, onde fiquei bem e ouvi adultos cochichando, a palavra estava lá, entre os cochichos: Câncer.

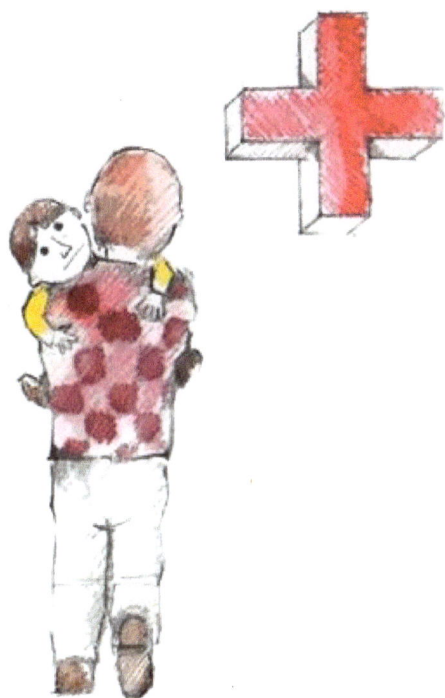

Aquilo ficou fazendo eco dentro da minha cabeça, pois ninguém me explicou naquela hora o que significava... Perguntei e eles disseram-me que eu precisava descansar.

...Mas qual criança precisa descansar quando acordou?

Criança quer brincar, não quer dormir. Tratei de arrumar um caderninho e um lápis bem rápido e fui dar uma volta no hospital, saí bem escondidinho do quarto enquanto minha mãe dormia, então encontrei uma enfermeira no corredor, tratei de perguntar tudo e mais um pouco, mas não tive resposta nenhuma. Ela levou-me de volta para o quarto, de onde saí mais uma vez, mas dessa vez cuidando para não fazer o mesmo erro: olhei bem para certificar-me de que ela não estava vendo.

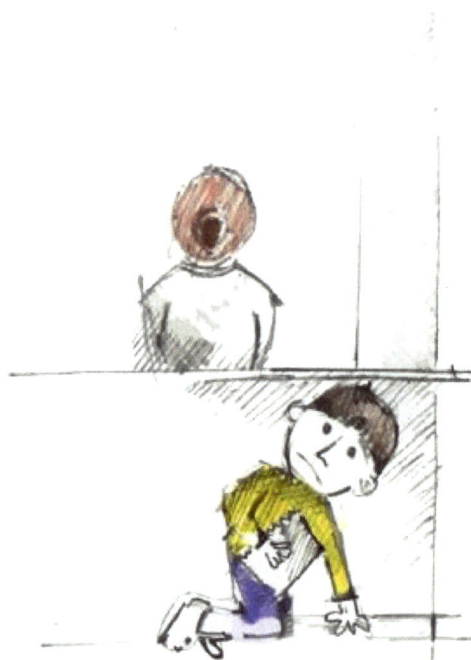

Passei em frente a uma sala com muitas cadeiras, a luz do sol refletia, já era dia... Era dia e ainda queriam que eu dormisse! Havia muitas crianças lá, elas estavam todas sentadinhas, cada uma com um remédio pendurado em uma haste, do remédio saía uma espécie de mangueira que levava o remédio para dentro do paciente, através do braço. Tinha remédio transparente, tinha vermelho, tinha amarelo.

Fui conversar com aquelas crianças, cuidando para anotar tudo, tudo o que elas sabiam e o que tinham ouvido de cochichos, também o que arrancaram dos adultos. Depois conversei com adultos, já abordei dizendo que não adiantava esconder nada, que eu já estava sabendo muitas coisas... Vou contar para você tudinho que descobri:

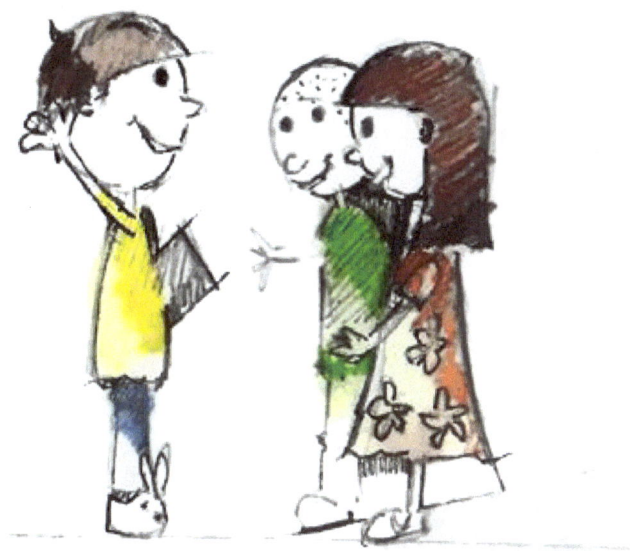

Descobri que o câncer é uma doença.

Fiquei sabendo que todos nós somos feitos de células. As células ficam bem juntinhas, grudadinhas, juntas elas formam várias partes do nosso corpo. Existem vários tipos de células, as células da pele são diferentes das células do coração, por exemplo. As células formam as partes do corpo e são renovadas sempre.

Descobri que várias células idênticas nascem a partir de uma célula.

Descobri que o câncer começa quando uma célula é transformada em uma célula errada e essa célula com erro, dá origem a várias outras células erradas, iguais àquela.

Ou que a partir de uma célula correta, acaba nascendo uma célula diferente dela, sem querer, errada e o corpo não percebe.

Se o corpo não perceber o erro, a célula errada pode originar outras células erradas, que podem crescer mais do que as outras, elas podem precisar de mais nutrientes do que as outras, apertar partes do corpo e causar muito transtorno.

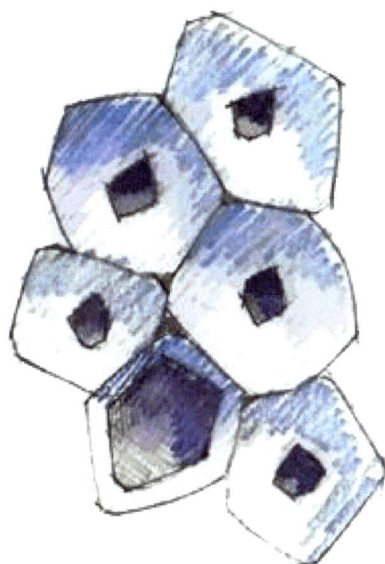

Isso pode fazer com que a pessoa passe mal.

Existem muitos tipos de câncer e eles dependem da parte do corpo onde nasceram. Alguns causam mais dor e transtorno do que outros.

Alguns são mais fáceis de tratar do que outros.

Algumas pessoas tomam remédio pela boca,

Outras pela veia, que é como um caninho dentro do braço, que vai levar o remédio para o corpo todo.

Alguns remédios fazem cair os cabelos, pois passam tratando o corpo inteiro e acabam por fazer cair os cabelos.

Os que fazem cair os cabelos, não são necessariamente mais fortes do que os que não fazem, cada remédio é ideal para tratar uma pessoa, alguns precisam tratar com um remédio, outros com outro. Existem muitos remédios para câncer.

O tratamento é longo, demorado e deve ser feito exatamente como o médico mandou.

Algumas pessoas melhoram completamente, outras, mesmo com o remédio, demoram mais para melhorar.

Todas essas pessoas tomam outros remédios também, para dor, para vômito.

Estas pessoas precisam ser tratadas com carinho, pois estão doentes.

Estas pessoas podem ter vidas normais, brincar, estudar, trabalhar, ser felizes. Só não podem estudar e trabalhar durante períodos que estiverem passando muito mal, que neste caso vão se recuperar num hospital, mas eu vi muita gente estudando e trabalhando no hospital também.

Estas pessoas podem correr, brincar e pular, ou podem estar muito cansadas e indispostas. Depende do tipo da doença e da época.

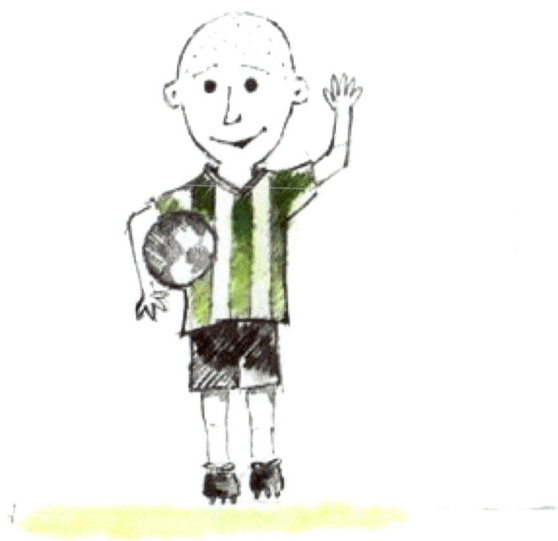

E eu descobri o mais importante de tudo, que isso é normal, que mesmo não tendo cabelo, uma pessoa é bonita, que câncer tem tratamento e cura. Descobri também que tem que saber viver bem e saber ser feliz, ignorando os problemas, tratando as doenças e sempre junto da família e dos amigos e que os adultos cochicham simplesmente porque não sabem como explicar para nós, crianças, isso tudo.

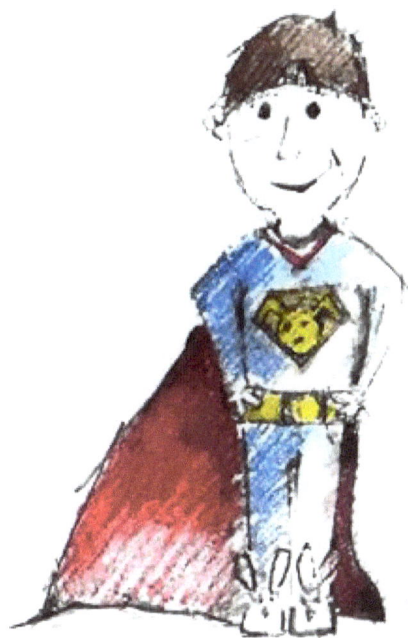

Este livro foi composto na fonte Nimrod MT.
Primeira edição.
Impressão sob demanda.

www.ingramcontent.com/pod-product-compliance
Lightning Source LLC
Chambersburg PA
CBHW041225270326
41933CB00006B/216